காது

வி.எஸ்.ரோமா

ISBN 978-1-63920-516-5

1

இரைப்பை மற்றும் குடல்களை சீராக இயங்க வைத்து செரிமானத்-திற்கு வழிவகை செய்கிறது. சரும்ப் பிரச்சனைகளுக்கு சிறந்த மருந்-தாக கொத்தவரங்காய் பயன்படுகின்றது. கொத்தவரங்காயை வாரம் ஒரு முறை உணவில் சேர்த்துக் கொண்டு வந்தால் உடலில் உள்ள தேவை-யற்ற கொழுப்புகளை கரைத்து உடல் எடை குறைவதற்கு பயன்படுகிறது.

கொத்தவரங்காய் சாப்பிடுவதால் உண்டாகும் நன்மைகள்

நமது உணவில் பல்வேறு வகையான காய்கறிகளை சாப்பிட்டு வரு-கிறோம். அனால் ஒரு சில காய்கறிகளை நாம் அடிக்கடி உணவில் சேர்த்துக் கொள்வது இல்லை. அதற்கு காரணம் அதன் முக்கியத்துவம் நமக்கு தெரியாமல் இருப்பது தான்.

அப்படி நாம் விரும்பி சாப்பிடாத ஒருசில காய்கறிகளில் கொத்-தவரங்காயும் ஒன்று. கொத்தவரங்காயில் பல்வேறு நன்மை தரக்கூடிய சத்துக்கள் நிறைந்துள்ளன. கொத்தவரங்காய் அதிக அளவு உணவில் சேர்த்துக் கொண்டால் உடல் எடை விரைவில் குறைந்து விடும்.

இந்தியாவில் கொத்தவரை சாகுபடி பல ஆண்டுகளாக மிகவும் பிர-பலமாக விளங்கிவருகிறது. குவார் எனப்படும் இந்த கொத்தவரை காய்-கறி வகையைச் சேர்ந்தது அல்ல. மாறாக இந்த கொத்தவரையில் இருந்து கிடைக்கும் ஒரு வகைப் பொருள் எரிவாயு எடுக்க மற்றும் உணவுக்கும் பயன்படுத்தப் படுகிறது.

ராஜஸ்தானில் கொத்தவரைக்கு என சந்தை உள்ளது. கொத்தவரை சாகுபடியில் பல விவசாயிகள் ஆர்வத்தோடு ஈடுபட்டு வருகின்றனர்.

தமிழகத்தில் சேலம், கடலூர், திருவண்ணாமலை, ஈரோடு, விருது-நகர், திருச்சி, நாமக்கல், வேலூர் உள்ளிட்ட மாவட்டங்களில் பிரபலமடைந்து வருகிறது.

கொத்தவரங்காய் சுவையான ஓர் உணவு என்பதை நாம் அறிவோம். அதில் பல்வேறு மருத்துவ குணங்கள் அடங்கியுள்ளதை இக்கட்டுரையில் காண்போம். கொத்தவரைக் காய்க்கு சீனியவரை என்றொரு பெயரும் உண்டு. தினமும் உணவோடு கொத்தவரை பசையை சேர்த்து உண்டு வந்தால் முதல்நிலை சர்க்கரை நோயாளிகள் தமது உணவுக்குப் பின் எடுத்த ரத்த சோதனையில் சர்க்கரையின் அளவு வெகுவாக குறைந்து வந்ததை ஓர் ஆய்வு உறுதிப்படுத்துகிறது.

கொத்தவரையில் அதிக அளவில் நார்ச்சத்து இருப்பதால் ரத்தத்தில் உள்ள கொழுப்புச் சத்தினைக் குறைக்க உதவுகிறது. மேலும் சீரண உறுப்புகள் சீராக இயங்கவும் சீரணப் பாதையை சுத்தம் செய்யவும் இந்த நார்ச்சத்து மிகவும் உபயோகமாக உள்ளது. கொத்தவரையில் பொதிந்து விளங்கும் மாவுச்சத்தும், புரதச்சத்தும் உடலுக்கு நல்ல எரிசக்தியைத் தந்து உடல் இயக்கத்துக்குத் துணை செய்கிறது. அதிக உடல் எடை உள்ளவர்கள் மற்றும் உடல் பருமனைக் குறைக்க விரும்புவோருக்கு சில பவுண்டுகளாகிலும் உடல் எடையைக் குறைக்கும் வகையில் உதவி புரி-வதாக விளங்குகிறது.

கொத்தவரையில்,,, அபரிமிதமான விட்டமின் 'ஏ' சத்தும், விட்டமின் 'சி' சத்தும், விட்டமின் 'கே' மற்றும் "போலேட்ஸ்" ஆகியன அடங்கியுள்ளன.

இவை அத்தனையும் உடல் நலத்துக்கான பல்வேறு மருத்துவ குணங்களைப் பெற்று விளங்குகின்றன. இதில் விட்டமின் 'சி' சத்து மிகுதியாக உள்ளதால் பற்களையும் எலும்புகளையும் பலமுடையதாகச் செய்யத் துணை புரிகிறது. இதில் அடங்கியுள்ள விட்டமின் 'கே' சத்து கர்ப்பிணிகளின் வயிற்றில் உதித்து வளர்ந்து வரும் கரு சீராகவும் வலு-வாகவும் வளர வகை செய்கிறது.

கொத்தவரை மலச்சிக்கலைத் தீர்க்க உதவுகிறது. மேலும் பேதியை நிறுத்தவும், வயிற்றுப் போக்கைத் தடுக்கவும், ஐ.பி.எஸ். என்று ஆங்கி-லத்தில் குறிக்கப் பெறும் நோய், சர்க்கரை நோய், உடல் பருமன் ஆகி-யவற்றைக் குறைக்க உதவி செய்கிறது. ரத்தத்தில் உள்ள கொழுப்பைக் குறைப்பதால் ரத்த நாளங்களில் ஏற்படும் அடைப்பைத் தடுத்து மாரு-

டைப்பு வராத வண்ணம் தடுத்து உதவுகிறது.

கொத்தவரையின் இலைகள் ஆஸ்துமா நோயைத் தணிக்க உதவுகி-றது. மேலும் கொத்தவரைச் செடி பசி அடக்கியாகவும், வலி நிவாரணி-யாகவும், நுண்கிருமி நாசினியாகவும், வீக்கம் கரைச்சியாகவும், வற்றச் செய்யும்

- குணமுடையதாகவும், வயிற்றுப் புழுக் கொல்லியாகவும்,
- ஒவ்வாமைப் போக்கியாகவும்,
- மூட்டு வலிக் குறைப்பானாகவும்,
- கட்டிகளைக் கரைப்பானாகவும்,
- புண்களை ஆற்றியாகவும்,
- நீர்ப் பெருக்கியாகவும், கோழைக் கரைச்சியாகவும்,
- உயர் ரத்த அழுத்தத்தைக் குறைக்கவும்,
- கொழுப்பைக் குறைக்கவும்,
- சுரப்பிகளைக் கட்டுப்படுத்தவும்
- உதவும் தன்மைகளைப் பெற்றுள்ளன

கொத்தவரை விதையில் இருந்து கிடைக்கும் ஒருவகை கோந்துப் பொருளினால் காய்கறிப் பயிர் என்ற நிலையிலிருந்து வணிகப் பயிர் என்ற அந்தஸ்தைப் பெற்றுவிட்டது.

கொத்தவரை என்பது கொத்தாக காய்கள் உள்ள ஓரளவு வறட்சி-யைத் தாங்கி வளரும் செடியாகும். இது சுமார் 2 — 3 மீட்டர் உயரம் வளரும். பல நூற்றாண்டுகளாக இந்தியாவில் பயிர் செய்யப்படுகிறது. ஆண்டு முழுவதும் இந்த பயிர் சாகுபடி செய்யப்படுகிறது.

இந்தியா மற்றும் இந்தோனேசியா ஆகியவை இதன் தாயகம் ஆகும். இன்று இதன் ஏற்றுமதி வணிக முக்கியதுவத்தால் பல தொழில் வள நாடுகளையும் தன்பால் கவனத்தை ஈர்த்துள்ளது.

இதன் விதையைப் பொடியாக்கி தண்ணீரில் கலந்தால் ஒரு வகை கோந்து உருவாகிறது. கேலக்டோமேனன் என்ற பொருள்தான் இதன் கோந்து தன்மைக்கு காரணம் ஆகும்.

வெப்பமண்டலக் காடுகளில் இப்பயிர் நன்றாக வளரும்.

இந்தியா, பாகிஸ்தான், இந்தோனேசியா நாடுகளில் அதிகம் பயிரா-கிறது. உலகின் மொத்த கொத்தவரை ஜெல் தேவையில் 80% இந்தி-

யாவில் இருந்து தான் ஏற்றுமதி ஆகிறது.

இந்தியாவில் பஞ்சாப், ராஜஸ்தான், ஆந்திரா, மகாராஷ்ரா ஆகிய மாநிலங்களில் கொத்தவரை வணிகரீதியாக அதிகம் பயிர் செய்யப்படுகிறது.

கொத்தவரை விதை மாவு துணிகளுக்கு மிருதுத்தன்மையும், பளபளப்பையும் கொடுக்கிறது.

எனவே, இது ஜவுளி உற்பத்தியில் முக்கியப் பங்குவகிக்கிறது.

கொத்தவரை திரவ மருந்துகளை கெட்டியான டானிக்காகவும் சிரப்பாகவும்

மாற்றுவதற்கும்,

தூள்வடிவ மருந்துகளை மாத்திரைகளாகச் செய்வதற்கும் பயன்படுத்தப்படுகிறது.

பெண்களுக்கான லிப்ஸ்டிக், முகப்பூச்சு கிரீம் தயாரிப்பிலும் இந்த கொத்தவரைப் பிசின் தற்போது பெருமளவில் பயன்படுத்தப்படுகிறது. இயற்கையான பொருள் என்பதால் அலர்ஜி போன்ற தொந்தரவுகள் இல்லை.

கொத்தவரை விதையில் 75% முழுமையான தண்ணீரில் கரையக்கூடிய நார்சத்து நிரம்பியுள்ளது இதன் சிறப்பம்சம் ஆகும். இதனை உண்ணும் போது வயிறு நிரம்பிய உணர்வு விரைவில் வந்துவிடுவதால் அதிகமாக உண்ணமுடியாது.

மேலும் உண்ட உணவு சீரணமாவதை இது தாமதப்படுத்துவதால் ரத்தத்தில் சர்க்கரையின் அளவு திடீரென உயராமல் சீராக இருக்கவும் உதவுகிறது. எனவே இது நீரழிவு நோய் உள்ளவர்களுக்கு அருமருந்தாகும்.

உணவுப் பாதையில் கொலஸ்ட்ரால் கிரகிப்பும் குறைவதால் இதயத்தின் ஆரோக்கியமும் பாதுகாக்கப்படுகிறது. மேலும் நூறு கிராம் பச்சை கொத்தவரையில் 49 மி.கி. வைட்டமின் 'சி'யும், 1.08 கிராம் இரும்புச் சத்தும், கால்சியம் 1.30 மி.கிராமும், பாஸ்பரஸ் 57 மி.கிராமும் நிறைந்துள்ளன.

பயறு வகைப் பயிர் என்பதால் புரதச் சத்து மிகுந்துள்ளது. கார்போஹைட்ரேட்டும், கொழுப்பும் மிகக் குறைவாகவே உள்ளது. சிறந்த மலமிலக்கியாக செயல்பட்டு குடல் நோய்கள் வராமல் தடுக்கிறது

.

காகிதத் தொழிற்சாலைகளில் பேப்பர் கூழுடன் கொத்தவரை ஜெல்-லைக் கலந்து பேப்பருக்கு பிரிண்டிங் செய்வதற்கு ஏற்றவாறு அடர்த்தி-யான மேற்பரப்பை உருவாக்குகிறார்கள்.

மண்ணிலிருந்து வெட்டப்படும் தாதுக்களைப் பிரித்தெடுக்கவும், வெடிமருந்து தொழிற்சாலைகளிலும் கொத்தவரை பயன்படுகிறது. காய்க-றிப்பயிராகவும், தீவனப் பயிராகவும். பசுந்தாளுரப் பயிராகவும் பயன்படு-வதோடு, இத்தாவரத்தின் வேர் முடிச்சுகளில் வாழும் ரைசோபியம் என்-னும் பாக்டீரியவானது காற்றில் உள்ள நைட்ரஜனைக் கவர்ந்து மண்ணை வளப்படுத்துகின்றது.

கொத்தவரையை காய்கறியாக விற்பதைவிட முற்றவிட்டு விதை-களை பிரித்தெடுத்து விற்பது இலாபகரமானதாக உள்ளது. உணவு பதப்-படுத்தும் தொழிலிலும், சாஸ், கெட்சப் தயாரிப்பிலும் கொத்தவரை விதை பயன்படுத்தப்படுகிறது.

கொத்தவரை சாகுபடி தொழில் நுட்பம்

குறைந்த தண்ணீரிலேயே கொத்தவரை வந்துவிடும் குறைந்த நாட்-களிலேயே மகசூல் கொடுக்கக் கூடியது 45 நாட்களிலேயே காய் எடுக்-கலாம்

நடவு செய்த 20 நாட்களில் பூ பூக்க தொடங்கிவிடும் ஆரம் கிளை முதல் நுனி வரை அடுக்கடுக்காக காய்கள் வந்து கொண்டே இருக்கும்.

கொத்தவரை சாகுபடி ரகம் இரண்டு உள்ளது பூஜா, லட்சுமி இரண்-டுமே நன்றாக வரக்கூடியது

ஆரம்பத்தில் பல கிளைகள் வந்தாலும் நாம நேராக போகக்கூடிய தண்டுபாகத்தை மட்டும் விட்டுவிட்டு பக்க கிளைகளை அகற்றி விட-வேண்டும்

நடவு செய்தவுடன் விதை முளைப்பதற்காக உயிர் தண்ணீரும் மற்-றும் 5 நாட்கள் கழித்து ஒரு தண்ணீரும் பாய்ச்சனும்.

ஆரம்ப முதல் 15 நாட்களுக்கு ஒரு முறை தாவர இலைச்சாறு ஒரு லிட்டர் தண்ணீருக்கு 20 மில்லி என்ற விகிதத்தில் கலந்து அடிக்கலாம் பொது கொத்தவரையில் நல்ல லாபம் கிடைக்கும்..

கொத்தவரைச் செடியைப் பயிர்செய்ய தண்ணீர் தேங்காத மணல் கலந்த தோட்டமண் ஏற்றது. உவர் நீர், உவர் மண்ணிலும் வளர்வது இதனுடைய சிறப்பாகும். வெப்பமான காலநிலையில் இதிலிருந்து அதிக மகசூலைப் பெறலாம். பிப்ரவரி முதல் ஜூலை வரை விதைப்புக்குரிய

பருவம் ஆகும்.

ஒன்றை அடி இடைவெளியில் பயிர்கள் அமைத்து அரை அடி இடைவெளியில் விதைகளை ஊன்றலாம். ஒரு ஏக்கரில் பயிர் செய்ய நான்கு கிலோ விதைகள் போதுமானது. இதற்கு வாரம் ஒருமுறை தண்ணீர் விட்டால் போதும்.

விவசாயிகள் குறைந்த தண்ணீர், அதிக பணப்பயன் தரும் கொத்தவரையை வளர்த்துப் பயன்பெறலாம்.

அனைத்து நோய்களையும் போக்கும் 12 முக்கிய காய்கறிகள்!

உணவு மருந்தாக இருக்க வேண்டும் இல்லாவிட்டால் மருந்தே நமக்கு உணவாகும் நிலைமை உருவாகும்.

அன்றாட வாழ்க்கையில் நாம், நம் வாழ்க்கையை நகர்த்த பொருளை தேடி அலையும் இந்த காலகட்டத்தில், நாம் நம் உடலின் ஆரோக்கியத்தை பேணுவதற்கு எந்த ஒரு முயற்சியும் எடுக்கவோ அல்லது நினைக்க கூடா முடியாது சூழலில் உள்ளோம். இதன் காரணமாக பல்வேறு நோய்கள் நம் உடலை தேடி வருகின்றது.

அனைத்து நோய்களையும் போக்கும் 12 முக்கிய காய்கறிகள்!

உணவே மருந்து என்ற பழமொழியை மறந்த நாம், இயற்கை உணவுகளையும், காய்கறிகளை மறந்து போகும் காலமாகவும் இருப்பதால் நோய் எளிதில் தொற்றும் இடமாக நம் உடல் உள்ளது. இவற்றிலிருந்து தப்பிக்க நாம் அன்றாட உணவில் சேர்த்துக்கொள்ள வேண்டிய காய்கறிவகைகளை பற்றி இங்கு காண்போம்.

நோய்கள் : நோய் தீர்க்கும் <u>காய்கறிகள்</u>

சிறுநீரக செயலிழப்பு : கத்திரிக்காய்

பக்கவாதம் : கொத்தவரங்காய்

தூக்கம் இன்மை : புடலங்காய்

குடலிறக்கம் : அரசாணிக்காய்

கொலஸ்ட்ரால் : கோவைக்காய்

ஆஸ்துமா : முருங்கைக்காய்

சர்க்கரை நோய் : பீர்கங்காய்

எலும்பு மூட்டு தேய்மானம் : தேங்காய்

தைராய்டு பிரச்னை : எலுமிச்சை

உயர் ரத்த அழுத்தம் : வெண்டைக்காய்

இதய செயலிழப்பு : வாழைக்காய்

புற்று நோய் : வெண்பூசணிக்காய்

உணவு பழக்கம் பழமொழி வடிவில்
    காட்டுலே புலியும் , வீட்டுலே புளியும் ஆளைக் கொல்லும்.

சீரகம் இல்லா உணவும் , சிறு குழந்தைகள் இல்லா வீடும் சிறக்காது.

போன ஜுரத்தை புளி இட்டு அழைக்காதே
    பொங்குற காலத்தில் புளி.. மங்குற காலம் மாங்கா

தன் காயம் காக்க வெங்காயம் போதும்

வாழை வாழ வைக்கும்

அவசர சோறு ஆபத்து
இருமலை போக்கும் வெந்தயக் கீரை

உஷ்ணம் தவிர்க்க கம்பங் களி
கல்லீரல் பலம் பெற கொய்யாப் பழம்

குடல் புண் நலம் பெற அகத்திக்கீரை
ஆறிய உணவு மூட்டு வலி உண்டாக்கும்

இரைப்பை புண்ணுக்கு எலுமிச்சை சாறு
சித்தம் தெளிய வில்வம்

சிறுநீர் கடுப்புக்கு அன்னாசி
ரத்த கொதிப்புக்கு அகத்திக் கீரை

கொலஸ்ட்ரால் குறைக்க பண்ணீர் திராச்சை
தேனுடன் இஞ்சி ரத்தத் தூய்மை

பூண்டில் இருக்கு பென்சிலின் சக்தி
சூட்டை தணிக்க கருணை கிழங்கு

ஜீரண சக்திக்கு சுண்டக்காய்
தலை வலி நீங்க முள்ளங்கி சாறு

பருமன் குறைய முட்டைக்கோஸ்
    பித்தம் தணிக்க நெல்லிக்காய்

வாத நோய் தடுக்க அரைக் கீரை
    வாய் துர்நாற்றம் தீர்க்க ஏலக்காய்

மூல நோய் தீர வாழைப்பூ கூட்டு

வாந்திக்கு மருந்து மணத்தக்காளி

உணவு மருந்தாக இருக்க வேண்டும் இல்லாவிட்டால் மருந்தே நமக்கு
    உணவாகும் நிலைமை உருவாகும்.

    கொத்தவரையையடிக்கடி உணவில் சேர்த்துக் கொள்வதால் ரத்த
ஓட்டம் சீராகி இதய அடைப்புதடைபடுகிறது. சர்க்கரை நோயை
தணித்த ரத்த அழுத்தம் குறைகிறது. உணவுப்பாதைமற்றும் ஆசனவாய்
புற்றுநோய் தவிர்க்கும் வல்லமை கொத்தவரங்காய்க்கு உண்டு.

    கொத்தவரையில் உள்ள நார்ச்சத்து, பொட்டாசியம் மற்றும் ஃபோ-
லேட்ஸ் ஆகியவை இதயத்துக்கு வரக்கூடிய பல்வேறு நோய்களிலிருந்து
பாதுகாக்க வல்லவை.

    கொத்தவரையின் இலைகள் ஆஸ்துமா நோயைத் தணிக்க வல்-
லவை. கொத்தவரையின் செடி வலி நிவாரணியாகவும் கிருமி நாசி-
னியாகவும் ஒவ்வாமைப் போக்கியாகவும், மூட்டு வலிக் குறைப்பானாக-
வும், கட்டிகளைக் கரைப்பானாகவும் புண்களை ஆற்றியாகவும், இரத்த
அழுத்தத்தைக் குறைக்கும் தன்மைகளைப் பெற்றுள்ளன.

    கொத்தவரையில் உள்ள சத்துக்கள் ரத்த அழுத்தத்தைக் குறைக்க
வல்லவை ஆகும். சர்க்கரை மற்றும் கொழுப்பு சத்துக்களைக் குணப்-
படுத்தும் தன்மையை கொத்தவரை உள்ளடக்கியுள்ளதால் ரத்த அழுத்-

தத்தைக் குறைக்க இயலுகிறது.

கர்ப்பிணிப் பெண்களுக்கு கொத்தவரை ஓர் உன்னத மருந்து ஆகும். கருவை சுமக்கும் தாய்மார்களுக்கு தேவையான இரும்புச் சத்தும், சுண்ணாம்புச் சத்தும் கொத்தவரையில் மிகுதியாக உள்ளன.

கொத்தவரை அடிக்கடி உணவில் சேர்த்துக் கொள்வதால் ரத்த ஓட்டம் சீர் பெற உதவுகிறது. கொத்தவரையில் உள்ள இரும்பு சத்து ரத்தத்தில் ஹீமோகுளோபின் உற்பத்தியாகப் பயன்படுகிறது.

மூளையில் ஏற்படும் அழற்சியைத் தவிர்க்க கொத்தவரை மருத்துவ உணவாகிய பயன் தருகிறது.

கொத்தவரை

இரைப்பைமற்றும் குடல்களை சீராக இயங்க வைத்து செரிமானத்திற்கு வழிவகை செய்கிறது.சருமப் பிரச்சனைகளுக்கு சிறந்த மருந்தாக கொத்தவரங்காய் பயன்படுகின்றது.கொத்தவரங்காயை வாரம் ஒரு முறை உணவில் சேர்த்துக் கொண்டு வந்தால் உடலில்உள்ள தேவையற்ற கொழுப்புகளை கரைத்து உடல் எடை குறைவதற்கு பயன்படுகிறது.

கொத்தவரையில்,,,,,,,,,,அபரிமிதமான விட்டமின்'ஏ'சத்தும்,விட்டமின்'சி'சத்தும்,விட்டமின்'கே'மற்றும்"போலேட்ஸ்"ஆகியன அடங்கியுள்ளன.

கொத்தவரையைஅடிக்கடி உணவில் சேர்த்துக் கொள்வதால் ரத்த ஓட்டம் சீராகி இதய அடைப்புதடைபடுகிறது. சர்க்கரை நோயை தணித்த ரத்த அழுத்தம் குறைகிறது. உணவுப்பாதைமற்றும் ஆசனவாய் புற்றுநோய் தவிர்க்கும் வல்லமை கொத்தவரங்காய்க்கு உண்டு.

உணவு மருந்தாக இருக்க வேண்டும் இல்லாவிட்டால் மருந்தே நமக்கு

உணவாகும் நிலைமை உருவாகும்.

நான்

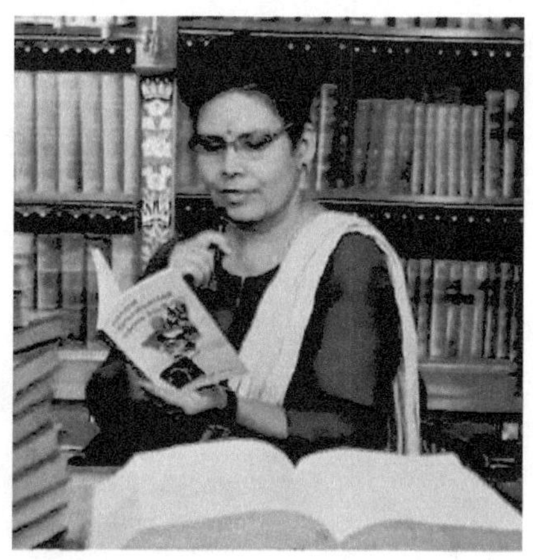

வாசகர்ளால் நான்
வாசகர்களுக்காக நான்

முற்போக்கு எழுத்தாளர் வி.எஸ்.ரோமா - கோயம்புத்தூர்
+91 82480 94200
20 புத்தகங்கள் எழுதியுள்ளேன்
விருதுகள் பல பெற்றுள்ளேன்.
கதை , கவிதை, கட்டுரை, நாவல் பொன்மொழி, நாடகம்
எழுதுவேன்.

என்
எழுத்து
என் மூச்சுள்ள வரை
என் வாசிப்பே
என் சுவாசிப்பு
என்றும்

எழுதிக் கொண்டிருக்க வே
என் ஆசை

நான் திருமணமே செய்து கொள்ளாத பெண்மணி என்பதில்
எனக்கு மகிழ்வே.

என் எழுத்துக்கு முழு ஒத்துழைப்பு கொடுப்பவர்கள் என்
பெற்றோர்களே.

தந்தை
கா சுப்ரமணியன் _ தாசில்தார் - ஓய்வு

தாய்.
சு. கிருஷ்ணவேணி

என் பெற்றோர்களே
என்
எழுத்துக்கும்
எனக்கும் முழு ஒத்துழைப்பு தருகின்றவர்கள் என்பதில்
எனக்கு மகிழ்ச்சியே.

நான் ரோமா ரேடியோ
என்ற பெயரில் எஃப் எம் ஆரம்பித்துள்ளேன்.

என்
எழுத்து
என் ரோமா வானொலி மூலம்
எங்கும் ஒலிக்க
எட்டு திக்கும் ஒலிக்க
என் ஆவல்.

பெண்களை
பெரிதாக நினைத்துப்

பெரும் மகிழ்ச்சியடைந்து
பெருமைப் படுத்த வேண்டும்.

முற்போக்கு எழுத்தாளர்
வி.எஸ். ரோமா
Roma Radio
கோயம்புத்தூர்
+91 82480 94200

www.ingramcontent.com/pod-product-compliance
Lightning Source LLC
Chambersburg PA
CBHW021141260726
48656CB00023B/1094